LETTRE

SUR L'HIPPOPHAGIE

A M. REY, PROFESSEUR A L'ÉCOLE VÉTÉRINAIRE DE LYON

Par le Dr MUNARET

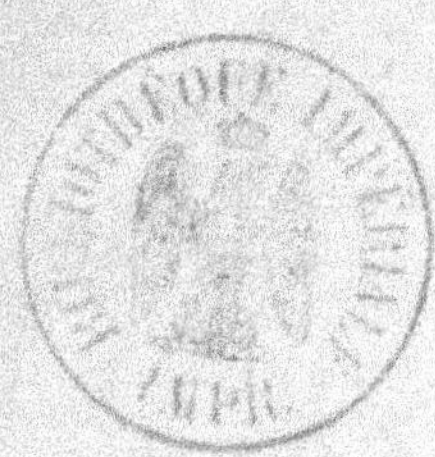

QUOD MEDICAMENTUM NON SANAT,
IGNIS ET FERRUM SANANT, etc.

Traduction libre.

Un préjugé de table, — fût-il un royal per-
sonnage, — peut être attaqué par le fer et détruit
à coups de fourchette...

LYON

IMPRIMERIE D'AIMÉ VINGTRINIER

Quai Saint-Antoine, 36.

——

1858

LETTRE

SUR L'HIPPOPHAGIE.

« Donc, c'est pure grimace de notre part
de nous assimiler le porc et le canard, animaux immondes, et de faire fi du noble soli-
pède qui se nourrit d'herbes et d'avoine. — Le
temps et la nécessité détruiront ce préjuge. »
(BIOGRAPHIE DE MATON, p. 51).

A Monsieur REY, *professeur à l'École vétérinaire de Lyon.*

Cette épigraphe, Monsieur, est ma profession de foi, en hippophagie, et je l'écrivis en 1847... — Si je me trompe, — *medicum est.*
— Vous m'accorderez au moins le mérite assez rare d'être fidèle à
une idée utile et de veiller à son avenir, la plume à la main...

Vos documents publiés dans la *Gazette médicale* m'ont appris,
une fois de plus, que le préjugé règne et gouverne tout le monde...

La science qui veille aux portes de l'Ecole
N'en défend pas les REY.

Oui, monsieur, je vous le répète, sans ambage poétique, c'est une
prévention d'organe ou l'inhabileté de votre cordon bleu qui a provo-
qué, — chez vous, — cette « répugnance invincible » pour la viande de
cheval, dont un filet vous avait d'abord paru « très-bon, fort succu-
lent » dans un petit dîner bien *retroussé*, chez le docteur Diday.

Un semblable article, pensé et écrit par un professeur de l'Ecole vétérinaire , est grave de conséquences : votre hésitation peut faire *goutte d'huile* sur l'esprit trop perméable des gens du monde ; en un mot, vous venez de mettre un bâton dans les roues d'un progrès , alors que vous auriez pu et dû peut-être le pousser à sa réalisation, par votre autorité et votre talent...

L'hippophagie, — il faut encore avoir du courage pour le dire , — est une des plus importantes questions de l'économie sociale à résoudre, pour le bien-être des peuples ; elle intéresse simultanément l'hygiène, l'industrie et même l'art culinaire; les essais provoqués à Lyon, dans un but d'expérimentation louable, ne réussirent pas , ayant été mal exécutés ; — vos conclusions ont dû être erronées , et leur publicité serait peut-être regrettable , si elle n'était pas — pour un zélateur de la chose , — la lance d'Argail qui peut guérir les blessures qu'elle a faites.

Mais, d'abord, monsieur , permettez-moi de réparer une omission dans le très-intéressant livre de M. Geoffroy St-Hilaire, au préjudice de mon illustre ami Mayor, qui , le premier , préconisa la viande de cheval, comme aliment, en Suisse.

Ce fut en 1816, qu'il écrivit une lettre au Conseil d'Etat du canton de Vaud, dans laquelle il proposa : « qu'il fût pris des mesures propres à favoriser l'usage de cette viande, » et il offrit son *bidet* en holocauste du préjugé qui entretient , à ce sujet, la répugnance du public. — Son offre ne fut point admise par l'autorité, dans la crainte d'être ridicule ou alarmiste. — En 1838 , il présenta, dans le même but philanthropique , un mémoire aux sociétés helvétiques d'utilité publique — qui fut écouté.

Ombre chérie et vénérée ! c'est encore une de tes idées *caucasses* qui triomphe de la routine humaine... il me semble te voir toute souriante à cette bonne nouvelle que je t'adresse de ce monde à l'autre...

En vous lisant, monsieur, j'ai pu vous accompagner dans les quelques dîners de Lyon et de la banlieue, où vous n'avez *expérimenté*

que le « filet traditionnel » et vous en concluez avec raison « qu'il
n'est pas possible de se former une idée exacte sur la valeur de la
viande de cheval, par des *observations* de ce genre , et qu'il faut
étudier la question dans des repas ordinaires,—faits de sang-froid,—
et dans lesquels cette nourriture est servie à peu près exclusive-
ment. »

J'ai même poussé l'indiscrétion jusqu'à pénétrer dans votre salle
à manger , où j'aurais voulu pouvoir vous offrir une tasse de thé ,
pour dissiper cette « répugnance invincible , à ce point que votre
estomac commençait à se fatiguer. »

Et prenant votre plume, vous avez rédigé ce premier chef d'accu-
sation : « A Lyon, comme à Alfort et à Toulouse , les essais d'hippophagie n'ont pas réussi. »

L'indigestion est la plus mauvaise des conseillères , Monsieur ;
elle vous a mis en contradiction avec vous-même, avec vos commen-
saux... Elle a surtout égaré vos souvenirs... car les expériences vraiment scientifiques qui ont été faites et répétées, à Alfort, à Toulouse
et à Paris , ont mérité un retentissement européen ; et M. A. Latour
en a tiré cette conclusion aphoristique , que vous seriez le premier
à démentir : LA VIANDE DE CHEVAL EST BONNE , SAINE ET AGRÉABLE.

Disons donc , s'il vous plaît , que les essais n'ont pas toujours et
complétement réussi,—à Lyon seulement, —et nous serons d'accord
sur ce premier point.

Mais pourquoi cette viande est-elle trouvée bonne, aujourd'hui, —
et mauvaise, demain? — en d'autres termes , pourquoi cette viande,
originairement un peu dure et fade , ne conserve-t-elle pas indéfini-
ment la tendreté et la succulence qu'on peut lui communiquer?—La
réponse est trop simple pour des savants ; elle se coiffe d'un bonnet
de coton...

En cuisine, comme en amour , disait Grimod , l'art des métamor-
phoses est grand ;—les Romains mangeaient du cheval ; nous en man-

geons aussi , sous la trompeuse dénomination de bœuf ou de chevreuil ; nous le digérons de confiance… (1).

Est-ce que Trimalcion n'a pas transmis ses minutes secrètes à nos Carême et à nos Laguipierre ?… Mais, aussi longtemps que le préjugé dominera , la chimie culinaire , une main sur la bouche et l'autre à ses casseroles, ne divulguera pas un procédé qui lui fait honneur et profit.

Un médecin devrait faire honorablement figurer dans le cycle de ses nombreuses études, — celle de la cuisine ; — ne fût-ce que pour s'initier à toutes les ressources d'une alimentation appropriée à l'état de santé qu'on veut conserver, ou à celui des maladies qu'il doit éloigner ou guérir. — *Optimum medicamentum est opportuné cibus datus*.

C'est dans ce sens, Monsieur . qu'il faut interpréter la *confabulation* badine de Brillat-Savarin , quand il nous range dans la catégorie des GOURMANDS PAR ÉTAT.

D'après ces idées, — qui ne sont pas *miennes* , — mais transmises par Galien et recueillies par Roques , Gaubert et l'illustre Véron, — je me plais quelquefois à composer ce LONG POÈME , que le vulgaire nomme un *menu* ; — je médite sur un mets, comme Gastaldi ; — je me livre à des essais , à des combinaisons plus ou moins heureuses ; — j'ose même aborder

ce talent séducteur
De compliquer un mets , pour le rendre meilleur.

Et cela m'autorise , peut-être , à vous offrir aujourd'hui le résumé de mes longues recherches et même de ma vieille expérience en hippophagie.

(1) D'après Parent du Châtelet , la consommation de la chair de cheval, dans Paris, est *journalière* et *considérable*. (HYGIÈNE PUBLIQ., t. II, p. 154).

Chaque viande a son mode de cuisson, ses assaisonnements *sui generis*, comme ses morceaux de catégorie ; — c'est là, Monsieur, une vérité classique, ayant pour elle l'autorité de tous nos livres de cuisine et l'assentiment presque instinctif du dernier *Fouille-au-pot*.

Pourquoi donc, — à Lyon — nos *Vatel* ont-ils transgressé ce principe élémentaire de leur art, dans une occasion unique et aussi solennelle de manifester son omnipotence, devant un aréopage aussi compétent que celui des médecins ?

Pourquoi, dans quelques-uns de vos dîners cités, le filet a-t-il été trouvé dur, mauvais, coriace ?

Par l'inexpérience du Maître-Queux.

J'ai grandement regretté que sur toutes les tables d'officielle exhibition, comme en petit comité, le filet ait usurpé, jusqu'à présent, la préséance, parce que la chair du cheval rôtie comme bouillie, est sa transformation la moins propice aux jouissances gustuelles ; tout à l'heure, je vous en administrerai la raison chimique.

Le filet pour lequel on rêve les honneurs posthumes de la broche, ne doit pas avoir moins d'un an, ni plus de cinq ; — c'est la règle, de l'autre côté du Rhin.

Comme seconde prérogative de sa jeunesse, le même filet peut s'exposer aux feux... de bois, de préférence à celui de charbon ; — il doit être saignant, — constellé de fines bardes ; — mais point de sauce, fût-elle confectionnée rue des Célestins.... vous compromettriez son arôme qui tient du lièvre et du chevreuil, et de *quelque chose* encore...

Voulez-vous, Monsieur, tenter de nouveaux et plus heureux essais ? — Faites mariner et mariner longtemps, dans l'huile et non dans le vinaigre ; c'est une viande qui doit être *attendue*, battue, bien mortifiée. — Un faisan qui n'est pas à point, — la *reine des marais* qui n'a pas subi la quarantaine, ne valent pas, au dire des adeptes, une fricassée de poulet ou une côtelette à la minute.

Ensuite, pour faire la part des faiblesses humaines, inaugurez

la même viande , devant des initiés même, sous les formes les plus
appétissantes, en civet , en hachis , en émincé, en cromesquis , etc.
Les morceaux les plus recherchés sont le foie, les testicules, la cer-
velle, la langue...

La langue !... c'est le morceau le plus délicat ; — si vous comptez,
à votre table, des convives timorés , mais faibles à la tentation , con-
fiez-vous à la recette suivante, quoique inédite.

RECETTE une langue de CHEVAL, — après son blanchissement , piquez-
la de jambon; faites-lui prendre un léger bain d'huile d'olive à la
façon des anciens athlètes et des héros d'Homère ; — couchez-la dans
une braisière matelassée de légumes avec 200 grammes de beurre fin,
— parure de champignons — quelques truffes coupées en dé ; —
thym , laurier, basilic , un peu de caviar, sel et pincée de poivre ; le
tout arrosé d'une bouteille de Saint-Émilion d'une bonne année. —
Quatre heures de cuisson ; — feu modéré, dessus et dessous. — Demi-
glace ; — servez et attendez en silence l'effet de cette *éprouvette hippi-
que* et vous verrez merveille — selon l'expression de Brillat-Savarin.

L'auteur des *Lettres sur les substances alimentaires* s'affranchit de
toutes ces séductions culinaires ; — pour faire accepter la viande de
cheval par tous et trouver bonne, il suffit, dit-il, d'en déguiser non
le goût, mais le nom.

M. Geoffroy St-Hilaire a complétement raison :

Est-ce que , dans le récit de vos expériences plutôt gastronomiques
que scientifiques , vous ne convenez pas que « les personnes qui ne
connaissaient pas l'origine du filet de cheval, à Neuville-sur-Saône,
l'ont trouvé très-bon ; que toutes ont pensé manger de la viande de
bœuf (1); que d'autres lui ont trouvé le goût de chevreuil ? (!!) »

Est-ce que Huzard , dans son remarquable rapport de 1827 , n'a
pas donné les résultats d'une expérience semblable, faite sur elle-
même, par la population de Paris, pendant la révolution ? (1)

(1) Pendant six mois, une partie de la viande consommée à Paris ,
provenait de chevaux abattus... Quelques particuliers , ayant décou-
vert l'origine de cette viande (qu'ils avaient prise, jusque-là, pour de
la *viande de bœuf*) , etc.

Donc, Monsieur, avec des convives, — vierges de toute prévention palatine, — vous pourrez renouveler cette innocente mystification, et je vous garantis un entier succès, avec les précaution susdites ; — mais ne demandez des nouvelles de l'*icosse* que huit jours après ; plutôt, vous pourriez, comme l'a dit si bien le D A. Latour, soulever des *remords de digestion*...

Rien n'est plus esculent qu'une tétine de pouliche, bouillie dans du lait, et servie très-chaude, sur une sauce aux câpres et aux morilles, à laquelle je pris une bonne part, à Lausanne, à l'époque du tir fédéral, en 1837, je crois.

Depuis cette mémorable époque, j'ai mangé plusieurs fois de la viande de cheval ; — je l'ai trouvée ferme, solide, sans être coriace ; — un peu fade, par défaut de cuisson et surtout d'assaisonnement ; son tissu adipeux se liquéfie très-facilement ; il faut dégraisser et passer le bouillon, dont le goût est plus douceâtre que celui de bœuf, mais on le relève avec un oignon brûlé et piqué de gérofles, des carottes, du céleri.

La viande se réduit beaucoup par une ébullition prolongée ; — mais ce que la viande perd, — perte minime, — le bouillon le gagne ; c'est le premier des bouillons !!

La parfaite salubrité de la viande de cheval ne fait doute pour personne ; mais beaucoup ignorent encore que la différence qui existe entre cette viande et celle de nos meilleurs animaux de boucherie, est un excès dans la quantité de *créatine*, précieuse substance azotée, à laquelle Liébig attribue « un grand rôle dans les actions vitales, » et qui place la viande de cheval au premier rang des analeptiques !

D'après deux passages d'Hippocrate, cette viande serait en même temps plus légère que celle de bœuf ; — je le crois, m'étant permis une tranche de daube froide, avant de me coucher, sans en être incommodé.

Je regrette que les bornes d'une lettre ne me permettent pas d'invoquer ici le témoignage de tous les médecins qui ont préconisé, comme régime et traitement, l'usage alimentaire de la même viande ; je dois au moins une mention nominative aux travaux de Jean-Pierre Franck, Milne Edwards, Marc, Parent du Châtelet, Verheyen, Auzias-Turenne, Lortet, Blatin, A. Latour.

Ma dernière *expérience* date de deux années ; — je fus invité par M. Robellet, médecin-vétérinaire à Brignais, à *étudier*, comme vous le dites, le filet d'un cheval entier, âgé de 8 ans, mort accidentellement : sa saveur propre me fut révélée pour la première fois (1)... et finalement ce fut un régal pour moi comme pour les autres convives, parce qu'il avait mijoté, dans une daubière, sur un lit de légumes habilement condimentés, et qu'il fut arrosé avec du vin de la Galée (1854).

J'en ai conclu que, dans l'état actuel de nos artifices culinaires, la préparation la mieux réussie de la chair du cheval était le *bœuf* (j'ai voulu dire) le *cheval à la mode* et que si l'impression produite chez la généralité des consommateurs par l'usage de cette viande n'a pas été favorable, il faut l'attribuer à un assaisonnement incomplet ou pas assez médité. — Mais, allez-vous me dire, si pour attendrir cette viande

.... perfide

Qui brave les efforts d'une dent intrépide,

il faut absolument ou du cheval très-jeune ou une marinade aussi longue que dispendieuse, vous aurez peut-être doté la gastronomie d'un plaisir de plus, mais le public qui comptait sur vos pompeuses promesses, ne pourra pas profiter de l'aliment nouveau.

J'espère cependant, Monsieur, réaliser ces promesses en vous démontrant qu'il est possible — ce que vous ne croyez pas — d'introduire dans la pratique quotidienne, l'usage de la chair de cheval.

---

(1) Un taureau du même âge aurait pu être aussi ferme, quant à la fibre, mais, à coup sûr, moins SAVOUREUX que ce cheval qui fut entièrement mangé par les ouvriers de l'administration du chemin de fer, à Vernaison.

La macération n'est qu'une solution prédisposante du problème ; laquelle ne pourra devenir complète et vraiment populaire, qu'en recourant à la zootechnie, qui transformera la chair vivante par le régime et la rendra plus mangeable.

« La fibre de la chair, dit Liébig, est, dans l'état naturel, baignée et imprégnée d'un liquide albuminoïde. La qualité plus ou moins tendre de la viande cuite dépend donc de la quantité d'albumine qui est dans la fibre, et qui, en se coagulant, empêche celle-ci de se contracter, et par conséquent de *durcir*.

Jusqu'à présent, Monsieur, pas le moindre essai que je sache, dans le but si important de desserrer la fibre vivante du cheval, en *l'albuminifiant*.

Et cependant, ne pensez-vous pas comme moi, qu'avec une alimentation spéciale (1) on y arriverait, et qu'alors par la température suffisante à la coagulation de l'albumine (56°), on pourrait obtenir le degré de cuisson voulu et manger de la viande de cheval aussi tendre que celle du bœuf ou du mouton....?

— Mais, à Lyon, la classe ouvrière ne veut pas manger du cheval, même quand on le donne sans rétribution.

— Désabusez-vous, Monsieur ; — nos ouvriers ne sont pas plus difficiles qu'à Vienne et à Berlin ; — ils refusent avec une légitime répulsion la curée dégoûtante qu'ils pourraient ramasser sur les dalles de votre infirmerie ; ils se bouchent le nez et détournent même les yeux de l'équarrissoir de la *Mouche*, où vous auriez peut-être voulu les rencontrer disputant la pitance à des corbeaux... Mais que sur un étal spécial on expose à bas prix, comme en Allemagne, des lots

(1) Selon M. Mulder, l'albumine végétale ou animale, semble résulter de la combinaison du soufre, du phosphore et de quelques sels avec la substance azotée qu'il a nommée *protéine*. — Voilà des données expérimentales qui pourront porter quelque lumière sur le choix ou la composition des aliments liquides et solides, à l'usage *du cheval de boucherie*.

de viande proprement découpés, de belle apparence, et livrés à la consommation après l'examen et avec l'autorisation d'un vétérinaire-juré, — vous les verrez venir, l'un après l'autre, flâner à l'entour, la marchander, l'emporter, la goûter, la trouver bonne, et bientôt l'affluence croissante des acheteurs multipliera les étaux. — En 1853, il y eut à Vienne une émeute pour empêcher la réunion d'un banquet où l'on devait manger de la viande de cheval. Eh bien ! en 1851, il en a été vendu 32,000 livres en quinze jours, et aujourd'hui l'on évalue à 14,000 le nombre des habitants qui en consomment.

Une marchandise qu'on peut acheter à vil prix ne manque guère d'acheteurs, si elle peut tenir lieu d'une marchandise d'un prix élevé. — Voici, Monsieur, une réflexion grosse de plusieurs industries; et, par exemple, si j'avais des capitaux à faire prospérer, je n'hésiterais point à commanditer : 1° un boucher, pour l'abattage et le débit privilégié de la viande de cheval ; 2° un charcutier pour utiliser les morceaux de la quatrième catégorie et confectionner OSTENSIBLEMENT des saucissons, comme cela se pratique *en cachette*, à Lyon comme en Italie, et d'autres salaisons que l'on sert en Suède, avant le repas, en même temps que du vin de Porto.

Je compléterais ma spéculation en créant un restaurant — à prix fixe et très-réduit, — où nos ouvriers pourraient, en réalisant une notable économie, trouver ce qui leur manque aujourd'hui par dessus tout : l'aliment par excellence, — la viande.

On peut remplacer le vin, le pain lui-même, dit M. Geoffroy Saint-Hilaire, mais il est deux aliments dont aucun autre ne peut tenir complètement lieu : le lait d'abord, plus tard la viande. — Et cependant, il y a insuffisance de la production animale, au point de vue de l'alimentation publique, et il faudrait, d'après les calculs faits et bien faits de M. Jean Reynaud, il faudrait, pour faire vivre convenablement ses habitants, que la France produisît TROIS FOIS ET DEMI plus de viande qu'elle n'en produit actuellement...

La pisciculture, — l'introduction des viandes conservées de l'Amérique, — la conquête même de nouveaux animaux sauvages ou domestiques, — sont de nouvelles ressources alimentaires, mais ce n'est qu'un futur contingent.....

La viande de cheval seulement, un peu inférieure aux autres viandes, non comme salubrité et comme force nutritive, mais comme délicatesse et comme goût, deviendra la viande du pauvre ouvrier, du paysan, et les 30,624,000 kilogrammes par an, que pourra fournir la France, viendront nourrir les plus mal nourris...

L'*extrait de viande*, recommandé et préparé, d'abord par Parmentier et Proust, et de notre temps, par l'illustre chimiste de Giessen, pourrait encore être l'objet d'une très-utile et très-lucrative fabrication, avec les détritus qui ne mériteraient pas de parader sur un étal; et je m'étonne vraiment que l'administration de la guerre et celle de l'assistance générale ne l'aient pas encore entrepris, pour l'approvisionnement des ambulances, des hôpitaux et hospices, des refuges, enfin de tous les pauvres qui sont à la charge de la charité publique.

Il me reste à répondre, Monsieur, à vos plus spécieuses objections; cela ne sera ni long ni difficile.

Je n'admets pas, avec vous, comme « répugnance générale » la dégustation de quelques convives déjà saturés par les prémisses d'un long et copieux dîner; — ni comme un « obstacle puissant » à la vente de la viande de cheval, les modestes appointements d'un vérificateur.

On ne sacrifiera jamais, en France pas plus qu'en Allemagne, des chevaux valides, pour vendre leur chair dans une boucherie.

MM. Villeroy vous en répondent : « Il se passera bien des années avant que la consommation de la viande de cheval égale celle de veau, de vache et de bœuf... Mais, si nous en venons à ce point, si l'on consomme même dix fois plus de chevaux que l'on ne consomme aujourd'hui de bœufs, soyez encore sans inquiétude, soyez certains que, pour 10 poulains élevés aujourd'hui, on en élèvera 100, on en élèvera 1000. »

J'ajoute, Monsieur, pour confirmer cette judicieuse prévision, que depuis que le Danemark a autorisé cette vente, le nombre des poulains y a plus que doublé.

Et enfin, il ne sera pas nécessaire, ainsi que vous le craignez, de mettre à l'engrais les vieux chevaux, avant de les livrer à la consommation ; attendu que toutes les expériences favorables à l'hippophagie ont été faites , à Alfort et à Toulouse, avec de vieux chevaux de 16 à 23 ans, — hors de service, — reposés et non *engraissés*; — estimés à peine au-delà de la valeur de la peau ; — et que nonobstant, leur chair, au lieu d'être « détestable, » — comme vous l'insinuez, — fut reconnue saine et bonne, par des estomacs non besogneux.

Vous évaluez à une centaine, seulement, les chevaux dont la viande pourrait être livrée à la boucherie lyonnaise ; — ce chiffre me paraît beaucoup trop bas ; et je crois pouvoir le décupler , en ajoutant à votre liste, — les chevaux vicieux, — ayant la pousse ou dont la valeur minime ne peut pas supporter l'hivernage, — beaucoup de *pieds-bots* et autres dont on se sert , comme pis aller , quoique ne faisant qu'un quart de service ; — ceux dont le traitement très-chanceux engagerait les propriétaires à les vendre pour la boucherie (vertige, tétanos, clous de rue, javart compliqué, etc.)— En multipliant ce nombre de chevaux, par le rendement moyen de chacun, en bonne viande , j'ai obtenu 284,000 kilogrammes...

Cet argument , Monsieur , pèse plus que tous les vôtres, — lesquels se composent, en résumé, de quelques expériences mal faites, non concluantes ; — d'objections réfutables et itérativement réfutées ; — enfin de l'*Histoire des variations* de votre pauvre estomac,....

CONCLUSION.

La viande de cheval est ABONDANTE et SAINE ; — mais il faut encore, d'après Parent-du-Châtelet, qu'elle soit BONNE, pour prendre une grande et digne place dans l'alimentation publique.

Elle est ABONDANTE, — les statistiques officielles l'ont prouvé et j'en ai calculé le quotient pour la circonscription lyonnaise.

Elle est SAINE, — fait capital, reconnu par les physiologistes, les vétérinaires et les médecins, *consensus omnium.*

Est-elle bonne?... Oui, Monsieur, je l'affirme et je le publie; mais il faut — SAVOIR — la faire cuire et l'assaisonner, et c'est, dans cette louable intention, que j'ai donné à cette lettre une ampleur de détails culinaires que goûteront, sans doute, les deux hippophiles de votre connaissance.

J'en étais au *très-humble et très-obéissant serviteur*, lorsque le dialogue suivant s'est établi entre *Marie* et moi :

Molière quelquefois consultait sa servante.

— Monsieur, veut-il me permettre un tout petit mot ?

— Deux, mon enfant, mais qu'ils soient bons.

— Eh bien, dans mon idée, M. Rey a raison.

— Pourquoi, s'il vous plaît ?

— Dam ! si l'on venait à manger tous les chevaux, que deviendraient les vétérinaires?...

Argument *terrible*, — auquel M. Is. Geoffroy-Saint-Hilaire daignera probablement répliquer, en publiant sa seconde édition; — dans cet espoir (style épistolaire) je vous prie, Monsieur, d'accueillir l'expression de mes meilleurs sentiments.

Dr MÉNABET.

P. S. — J'apprends à l'instant même qu'un autre savant, du Jardin-des-Plantes, a présenté le crocodile, à ses collègues de l'Institut, comme succédané du bœuf, et qu'il a l'intention très-sérieuse de l'acclimater, en France. — Ah! Monsieur, ne fût-ce que pour nous préserver de ces affreux sauriens, dont on nous menace,..... *prenez mon CHEVAL.*

(Extrait de la GAZETTE MÉDICALE DE LYON).